AF326268

# QUELQUES RÉFLEXIONS

## SUR LA

# MÉDECINE LÉGALE

## ET

## SUR SON ÉTAT ACTUEL EN FRANCE;

*Lues à la Séance publique de la Société de Médecine de Paris, du 22 pluviôse an 9;*

Par N. P. GILBERT, officier de santé supérieur aux armées de la République, Médecin en chef titulaire de l'Hôpital militaire de Paris, membre de la Société de Médecine ; de celle des Sciences , Lettres et Arts ; de la Société Médicale d'émulation, etc. etc.

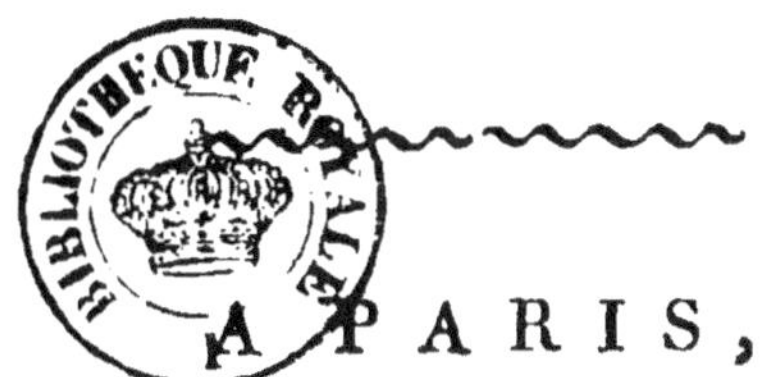

A PARIS,

Chez VILLIER, libraire , rue des Mathurins , n° 396.

———————

An IX.

A LANJUINAIS,

SÉNATEUR INTÉGRE,

SAVANT PROFESSEUR DE LÉGISLATION,

MANDATAIRE VERTUEUX DU PEUPLE,

BON AMI, BON CITOYEN, BON PÈRE;


HOMMAGE

D'ESTIME, D'AMITIÉ, DE RESPECT.

# QUELQUES RÉFLEXIONS

## SUR LA

# MÉDECINE LÉGALE.

### ET

## SUR SON ÉTAT ACTUEL EN FRANCE.

LA Médecine légale est en théorie, la science des rapports qui peuvent exister entre les institutions sociales et la nature humaine ; dans la pratique, c'est l'application des principes de l'art de guérir, soit à la conservation des hommes réunis en société, ce qui constitue *l'hygiène publique* ou la *police médicale*, soit à l'administration de la justice, ce qui forme le domaine de la *jurisprudence médicale*. On ne peut, sans douleur, arrêter sa pensée sur la nullité absolue dans laquelle les orages inséparables d'une grande révolution ont jetté en France, cette branche de la médecine, et cependant quel objet plus digne d'intéresser le gouvernement et d'exciter le zèle des gens de l'art? La *Médecine légale*, ce premier besoin de l'homme-citoyen, cette garantie sacrée du corps social qui assure à chacun de ses membres la liberté, la sûreté, la fortune, la vie, et l'honneur plus cher encore que la vie! Quelles sont honorables au médecin, mais quels devoirs elles lui imposent, ces circonstances dans lesquelles il se voit obligé de suspendre un moment l'activité des secours qu'il porte à l'individu souffrant et malade, pour revêtir le caractère sacré de magistrat, de magistrat sans appel, puisque ses décisions servent de bases et de motifs à l'application des lois?

Les bienfaits de la *Médecine légale* sont sans bornes. Il n'est pas une action, un mouvement de l'homme dans l'état de société qui n'en puisse réclamer l'usage. Elle est de tous les tems, de tous les lieux: c'est la première, c'est la plus sacrée des magistratures; car elle a toujours et uniquement pour objet le bonheur de l'humanité, le repos et la sécurité des citoyens.

Considérons-la un moment sous le premier des rapports qui la constituent. Comptons, s'il est possible, les services que peut rendre l'*hygiène publique*, afin de déterminer le degré d'attention et d'intérêt que lui doivent les gouvernemens.

L'Europe l'a vue long-tems occupée à modérer la violence, à ralentir les progrès, à circonscrire la propagation, à étouffer le germe de ces maladies hideuses de la peau, si communes dans les derniers siècles ; et ses efforts ont été couronnés d'un succès complet.

Parlerai-je ici de cet horrible fléau dont le nom seul inspire l'effroi ? rappelerai-je de si douloureuses pensées ? Mais pourquoi, citoyens, craindrais-je de vous en entretenir un instant, puisqu'à la mémoire des tems malheureux pendant lesquels il exerça ses ravages, se joint nécessairement le souvenir consolateur des honorables magistrats et médecins qui se dévouèrent au plus terrible ministère. En effet, consultons les funestes époques des dépopulations humaines depuis Hyppocrate et la peste d'Athènes, jusqu'à Samoëlowitz et la peste de Moscow. Partout nous voyons les médecins et les magistrats s'empresser à l'envi autour de ces infortunés, abandonnés par les objets de leurs plus chères affections; examiner, calculer de sang froid les moyens de les sauver, et de garantir ceux qui ne sont pas encore atteints, multiplier les préservatifs, accumuler les précautions, isoler les victimes, désinfecter les objets suspects, ménager au peuple alarmé la ressource de quelques opérations industrielles et commerciales, et le sauver ainsi en même tems du triple fléau de la peste, de la famine et de l'indigence absolue.

Mais est-il donc nécessaire que ces fléaux dévastateurs frappent la société pour mettre en lumières l'utilité de l'*hygiène publique*? Toutes les maladies contagieuses, toutes les épidémies, toutes les épizooties n'appellent-elles pas également ses secours et ses soins? A l'instant où une maladie nouvelle se déclare, la sollicitude du gouvernement se réveille, des médecins sont appelés, ils étudient la nature et le traitement de la maladie, ils observent les miasmes contagieux dans leurs sources, dans leurs foyers, dans leur odeur, dans le mode et la durée de leur propagation, dans leur sphère d'activité, dans les corps qui en paraissent les conducteurs plus ou moins rapides ; ils apprécient l'influence si puissante du climat, de la saison, de la manière de vivre ; ils établissent les précautions les plus sûres, soumettent les préservatifs à une analyse éclairée par l'histoire naturelle la physique, et la chimie ; la *police médicale* enfin est dans une activité infatigable depuis l'instant où ces météores terribles se montrent sur l'horison, jusqu'à leur disparition totale.

Si l'intérêt privé fut le premier propagateur de la petite vérole , l'*hygiène publique* ne tarda pas à saisir cette opération bienfaisante pour en généraliser l'usage. C'est à elle que certaines contréès, plus favorisées par leurs gouvernemens , ont dû l'adoucissement et devront un jour l extinction de cette cruelle maladie ; car , il n'en faut pas douter, si des lois sévères ordonnaient et l'isolement des variolés , et la désinfection ou l'enfouissement des objets qui auraient été mis en contact avec eux, et la pratique d'une inoculation générale ; si des établissemens gratuits dans les villes et les campagnes secondaient de toutes parts une législation aussi sage, les germes varioliques seraient bientôt anéantis.

Si l'inoculation de la vaccine, cet heureux

fruit du hasard et du génie observateur de quelques médecins de la Grande-Bretagne, doit remplir un jour les douces espérances qu'elle fait concevoir, c'est encore à l'*hygiène publique* que sera dû ce bienfait, parce que les procédés de cette précieuse découverte sont encouragés ; parce que les établissemens de ce genre sont multipliés en France , en Angleterre , en Allemagne , en Italie par les gouvernemens.

La *police médicale* ne borne pas ses soins à combattre les maladies générales ; elle veille sur les citoyens, même avant leur naissance ; elle ne les abandonne que lorsqu'elle s'est bien assurée que le principe de la vie a cessé d'animer leurs dépouilles mortelles ; elle arrête ses premiers regards sur les grossesses et les protège d'une manière spéciale. Dans tous les pays civilisés , une femme enceinte doit être un objet de respect public. La *police médicale* vole au-devant de ces infortunées victimes de l'amour et de l'honneur, si multipliées aujourd'hui par le désaccord des lois et des mœurs ; elle les arrache à la mort , leur ouvre un asyle , leur procure une seconde mère à la place de celle qui refusa ses caresses et son lait ;

ou les nourrit par des méthodes qu'une sage expérience a consacrées. Bienfaisantes institutions ! que vous êtes honorables à l'humanité qui vous créa, à la puissance publique qui vous vivifie, à la magistrature active qui vous surveille !

*L'hygiène publique* ne quitte pas un instant les citoyens ; elle les environne, les garantit de tout danger, dans les armées, les villes, les campagnes, les marchés publics, les maisons où les retient la loi, les asyles où ils paient le tribut à l'humanité. Par-tout elle s'oblige à leur assurer une habitation sèche et bien aérée : elle éprouve les alimens qu'ils consomment, en corrige les altérations, en dénonce à la loi les falsifications. Elle entretient la pureté, l'écoulement libre des eaux, surveille jusqu'à l'air qu'ils respirent, établit des ventilations fréquentes, éloigne les infections de tous les genres, sur-tout celles qui naissent de l'aglomération, de l'encombrement des hommes, cette source si féconde de désordres moraux et physiques ; écarte du sein des villes les professions dont l'exercice est incommode ou malfaisant à la société ; en un mot, par-tout elle donne des preuves

de son active vigilance ; par-tout elle s'oc-
cupe de tout ce qui peut rendre la vie douce,
heureuse et saine.

En présentant cette esquisse analytique
des détails de l'*hygiène publique*, j'aurai
fait indirectement l'éloge des gouvernans,
des magistrats et des médecins qui rem-
plissent leurs devoirs à cet égard ; j'aurai fait
la censure de ceux qui les abandonnent ou
les négligent.

Qu'il me suffise d'observer que cette partie de la *Médecine légale* a besoin d'une
restauration complette ; qu'elle est nulle en
France, si l'on excepte la capitale et les
villes populeuses ; qu'il existe dans les campagnes fort peu d'officiers de santé capables
d'éclairer les magistrats sur les questions
d'*hygiène publique* dont je viens de tracer
le tableau. Ce malheur est grand sans doute ;
il n'est pas irréparable. Espérons tout du
génie tutélaire de la France, et des hautes
destinées auxquelles elle est appelée. La paix,
l'aimable paix, r'ouvrant toutes les sources
de la prospérité nationale, va bientôt achever
la régénération, déjà si heureusement com-
mencée, de toutes les parties de l'administration publique.

Telles sont les réflexions que fait naître la considération de l'état actuel de la *police médicale* en France. Jetons quelques regards sur la *jurisprudence médicale*.

Ici le médecin va prononcer sur les intérêts les plus chers, les plus précieux à chaque citoyen. Son rapport va décider de la fortune, de l'honneur et de la vie. L'ignorance, l'esprit de parti, la prévention, peuvent faire prendre aux juges pour moyen de conviction, de légères apparences, des indices équivoques; l'innocence peut succomber, le crime demeurer impuni, si le médecin n'éclaire la religion du magistrat. Un homme se coupe la gorge dans un accès de frénésie, son domestique et son hôte sont accusés; tous les indices se réunissent contre eux; ils vont être condamnés. Le célèbre *Ambroise Paré* est appelé; il réunit les parties divisées; il procure ainsi au suicide la faculté de déclarer qu'il a attenté à sa vie; l'innocence des prévenus est reconnue. Le Parlement de Paris condamne, en 1689, quatorze individus à la mort pour cause de sorcellerie : les médecins déclarent qu'ils sont atteints de la maladie connue sous le nom de *manie mélancolique,* et les arrachent à la mort. Les exemples de cette espèce sont innombrables.

Combien de talens et de vertus doit réu-nir un homme de l'art chargé d'un rapport juridique pour cause d'assassinat ou d'empoisonnement. Connaissances en *anatomie* pour indiquer la vraie route de l'arme meurtrière, pour reconnaître l'espèce de blessure, pour distinguer la violence exercée de l'attentat volontaire ; en *physiologie* , pour assigner précisément les fonctions lesées et le degré de lésion ; en *pathologie* , pour fixer la nature , la gravité , la mortalité nécessaire ou fortuite de l'accident ; en *thérapeutique* , pour déterminer les moyens curatifs les plus appropriés à raison du tems que doit durer le traitement , tems qui influe sur les décisions des magistrats; en *histoire naturelle* , *en chymie* , pour reconnaître , éprouver, analyser les substances vénéneuses , en *législation civile et criminelle* , afin d'agir avec d'autant plus d'impartialité , d'humanité , de circonspection, et de reserve. Il doit joindre à ces connaissances acquises, un esprit juste, un discernement exquis ; il doit s'environner du cortège de toutes les vertus qui honorent l'humanité.

La nature et les bornes de ce travail ne me permettent pas les développemens qu'exigerait ici le tableau de la *jurisprudence médicale*, considérée sous le triple rapport de *médecine d'exoëne , de médecine légale, civile et criminelle*. Il me suffit de reconnaître avec douleur que cette partie de l'art de guérir est presque oubliée. Les principales villes de la République , un grand nombre même de villes du second et du troisième ordre offrent sans doute encore des hommes faits pour honorer leur profession dans les travaux de *jurisprudence médicale* dont ils peuvent être chargés ; mais ces hommes ne se trouveront point auprès des habitans des campagnes , et c'est-là que leur présence est sur - tout nécessaire ; c'est dans les villages et les bourgs , c'est souvent au tribunal d'un juge de paix , c'est dans la rédaction des premiers procès-verbaux juridiques , qu'une affaire criminelle peut prendre un faux caractère, peut se trouver enveloppée d'obscurités, que les lumières des magistrats et des médecins les plus éclairés n'éclairciront plus.

Il ne faudrait pour s'assurer des tristes vérités que j'énonce ici , que consulter les greffes des tribunaux, les secrétariats des administrations, les bureaux du conseil de santé des armées ; on y trouverait des procès-verbaux informes, des rapports, des certificats rédigés sans ordre, conçus sans aucune espèce de connaissances mêmes élémentaire de l'art de guérir, sans traces de première instruction dans sa propre langue. Ce seul aperçu n'établit-il pas assez l'urgente nécessité de réprimer au plutôt ces abus, et d'en prévenir pour jamais le retour?

Si les premières notions de *jurisprudence médicale* sont ainsi négligées, que n'a-t-on pas à craindre lorsqu'il s'agit de questions médico-légales difficiles, abstruses, qui se présentent tous les jours en affaires civiles ou criminelles ? Cependant l'instruction ne manque pas sur ces objets ; elle est abondamment répandue dans les écrits d'hommes célèbres ; leurs noms se présentent en foule à ma plume. Qu'il me soit permis de rappeler à la reconnaissance publique les *Zacchias*, les *Valentini*, les *Ambroise Paré*, les *Pigrais*, les *Devaux*; dans notre siècle, les *Louis*, les *Bouvard*, les *Antoine Petit*, et l'estimable médecin de Marseille, *Fodéré*, qui, le premier, vient de publier, en France, un *Corps complet de médecine légale* ; et notre malheureux collégue , le docteur *Mahon*, si cruellement, si subitement enlevé, il y a peu de jours, aux sciences qu'il culti- vait avec tant de succès, à l'amitié dont son ame pure était faite pour sentir tous les charmes, à l'Ecole de médecine de Paris., qu'il honorait , à la médecine légale qu'il a traitée avec les plus grands et les plus heu- reux développemens dans le *Dictionnaire de médecine de l'Encyclopédie méthodique.*

Comment, sans une régénération de l'ins- truction médicale en cette partie , espérer que les tribunaux puissent recevoir des infor- mations exactes , des rapports sagement motivés , sur tant et de si intéressans objets de *médecine légale civile*, l'union conjugale dans ses différens états ; la conception et ses suites; la grossesse vraie, fausse, ou simulée; l'accouchement prématuré ou tardif ; la viabilité du fœtus, sa maturité, sa vie et sa mort dans le sein ou hors du sein maternel; l'importante question de savoir , d'après les présomptions de la physique animale, de plusieurs parens morts dans un accident commun , lequel a dû mourir le premier ou le dernier ; les diverses aliénations des facultés intellectuelles , etc. etc. ?

Dans la médecine légale criminelle , les objets sont plus importans encore , s'il est vrai que la vie soit plus chère que la fortune. Il faut prononcer sur les violences faites au sexe , l'avortement , la suppression ou la supposition de part , les blessures , l'empoisonnement, les diverses morts violentes , la différence entre l'homicide et le suicide , l'étranglement et la suspension volontaire, l'état des cadavres des individus noyés ou morts de faim , ou inhumés depuis une époque quelconque, etc. etc.

Présenter la simple nomenclature de tant de détails intéressans , c'est annoncer assez combien il importe que cette partie de l'art de guérir, qui en fait proprement le complément , soit incessamment organisée.

On obtiendrait cet heureux effet par l'institution d'une Ecole de *médecine légale* auprès de chaque Tribunal d'appel. Il existe, à la vérité, une chaire de cette science dans les trois Ecoles de médecine de Paris, Montpellier et Strasbourg; mais il est absolument impossible que l'instruction, en cette partie, soit communiquée, par trois professeurs, à

tous les officiers de santé de la république ,
qui ont besoin da la recevoir.

Ces Ecoles de *médecine légale*, près chaque
Tribunal d'appel , seraient composées d'un
médecin et d'un chirurgien , choisis au con-
cours , parmi les hommes de l'art , qui auraient au moins dix ans de pratique.

A dater de l'organisation de ces écoles,
les officiers de santé appelés aux rapports
seraient tenus de présenter au président du
Tribunal la preuve légale qu'ils auraient
assisté assidûment à un cours de *médecine
légale*, soit dans une école de médecine, soit
près un Tribunal d'appel.

Une formule générale de rapport serait
rédigée par la société de médecine de Paris ,
et les officiers de santé aux rapports seraient tenus de s'y conformer.

Les procès-verbaux et rapports en justice
pourraient être révisés par les sociétés de
médecine ou les conseils de santé dans les
départemens où il y en aurait d'établis.

Telles seraient les dispositions générales
d'un plan dont il me suffit de présenter ici
l'esquisse.

Le désir d'être utile à mon pays , m'a
dicté ces réflexions ; elles méritaient sans

doute, à raison de l'importance du sujet, un plus digne organe ; je l'ai senti, mais j'ai senti en même tems qu'il fallait moins de talens que de courage et de zèle pour énoncer des vérités utiles à tous les hommes; qu'il fallait sur-tout peu d'efforts pour inspirer un vif désir des réformes et des améliorations à un administrateur éclairé, ( 1 ) bienfaiteur de ses concitoyens, autant par inclination naturelle que par devoir; à de sages et sensibles magistrats ( 2 ) qui se rendent tous les jours plus dignes de la confiance dont le Peuple les a honorés par l'organe du premier Consul.

---

( 1 ) Le Préfet du département de la Seine, assistait à la séance.

( 2 ) Les Maires de Paris étaient invités à la séance.

F I N.